BEI GRIN MACHT SICH IHR
WISSEN BEZAHLT

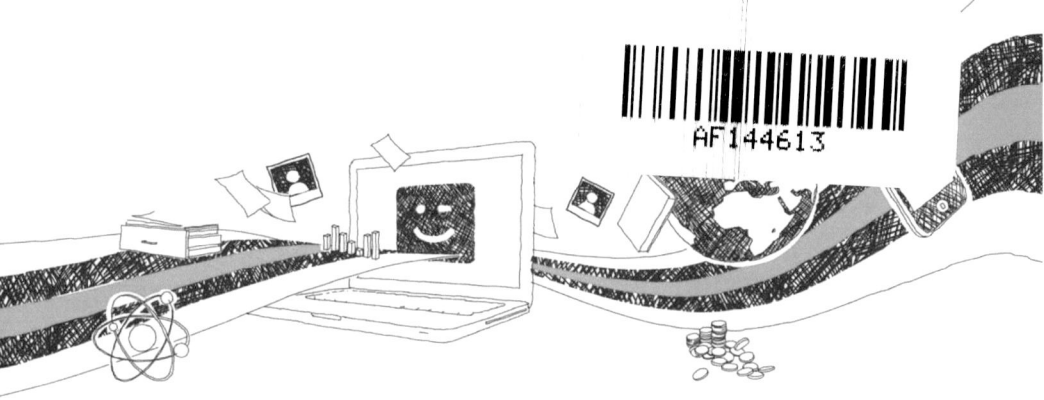

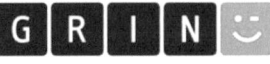

Bibliografische Information der Deutschen Nationalbibliothek:

Die Deutsche Bibliothek verzeichnet diese Publikation in der Deutschen National-
bibliografie; detaillierte bibliografische Daten sind im Internet über http://dnb.d-
nb.de/ abrufbar.

Impressum:

Copyright © 2008 GRIN Verlag, Open Publishing GmbH
Druck und Bindung: Books on Demand GmbH, Norderstedt Germany
ISBN: 9783640572298

Dieses Buch bei GRIN:

http://www.grin.com/de/e-book/144723/critical-incident-reporting-system-cirs-hin-
tergruende-und-eine-moegliche

Jochen Schwanekamp

Critical Incident Reporting System (CIRS). Hintergründe und eine mögliche Implementierungsstrategie

GRIN Verlag

GRIN - Your knowledge has value

Der GRIN Verlag publiziert seit 1998 wissenschaftliche Arbeiten von Studenten, Hochschullehrern und anderen Akademikern als eBook und gedrucktes Buch. Die Verlagswebsite www.grin.com ist die ideale Plattform zur Veröffentlichung von Hausarbeiten, Abschlussarbeiten, wissenschaftlichen Aufsätzen, Dissertationen und Fachbüchern.

Besuchen Sie uns im Internet:

http://www.grin.com/

http://www.facebook.com/grincom

http://www.twitter.com/grin_com

Universität Bremen
Fachbereich 11
Sommersemester 2008
2. Fachsemester Public Health (MA)
Seminar: Qualitätsmessung und -bewertung
in der Praxis

Bremen, 27.08.2008

Critical Incident Reporting System (CIRS) - Hintergründe und eine mögliche Implementierungsstrategie

- Hausarbeit -

Jochen Schwanekamp

Gliederung

1. Einleitung

Die zehnthäufigsten Todesursache in Deutschland beruht auf Fehlern in der Medizin (Rall et al. 2006:9). Die Häufigkeit von Behandlungsfehlervorwürfen liegt nach Schätzungen des Robert Koch Instituts (RKI) bei etwa 40.000 Fällen pro Jahr. Die Anzahl der nachgewiesenen Behandlungsfehler liegt bei etwa 12.000 Fällen pro Jahr (Hansis und Hart 2001:6f.). Im Rahmen von Risikomanagement in deutschen Krankenhäusern erscheint es immer wichtiger die Patientensicherheit und damit die Behandlungsqualität zu garantieren bzw. zu erhöhen. Ein Anstieg von Haftpflichtansprüchen an die Ärzteschaft ist ein Indiz dafür, dass Patienten sensibler auf das Thema Fehler in der medizinischen Versorgung reagieren und immer häufiger versuchen Schadensersatzansprüche zu stellen. Das oberste Ziel vom Critical Incident Reporting System (CIRS) liegt jedoch primär in einer angestrebten Steigerung der Patientensicherheit und nicht im Vermeiden von Schadensersatzansprüchen an das Krankenhaus (Schrappe 2006:198).

In dieser Arbeit sollen Hintergründe zur Philosophie von CIRS sowie eine mögliche Implementierungsstrategie in Krankenhäuser beruhend auf einer Vorschlagsliste des Bündnis Patientensicherheit e.V. diskutiert werden. Außerdem soll ein Ausblick in zukünftige Weiterentwicklungsmöglichkeiten von CIRS gegeben werden.

2. Hintergrund

Die Philosophie von CIRS beruht unter anderem auf den Ergebnissen der Forschungsarbeiten von H.W. Heinrich. Heinrich fand bei seinen Untersuchungen zu Arbeitsunfällen heraus, dass ein zahlenmäßiger Zusammenhang zwischen Unfällen und Beinahe- Unfällen besteht. Auf eine bestimmte Zahl von Beinahe- Unfällen fällt eine bestimmte Zahl von Unfällen mit Verletzungen oder Sachbeschädigungen (Köbberling 2007:3). Will man also die Anzahl der Unfälle mit gesundheitlichen oder finanziellen Schäden reduzieren, so muss versucht werden, die Anzahl der Beinaheunfälle zu reduzieren. Diese Erkenntnis hat sich in der Ölbohrindustrie oder in der Flugzeugindustrie durchgesetzt, da man es sich in diesen Bereichen nicht erlauben kann erst aus Unfällen zu lernen, da z.B. Unfälle im Flugverkehr gleichbedeutend mit einer hohen Zahl von Toten und Verletzten sind. So ging man in diesem Bereich dazu über, eine strukturierte Erfassung von Beinahezwischenfällen zu initiieren um so die Zahl der Unfälle zu reduzieren. Nun gilt es die Erfahrungen, die in diesen Bereichen gesammelt wurden auf den medizinischen Bereich anzuwenden. Das Critical Incidence Reporting System beruht auf der Erkenntnis, dass

„(…) harmlose Fehler oder Beinahezwischenfälle erfasst werden sollten, um daraus Vermeidungsstrategien für die Zukunft abzuleiten." (Köbberling 2008:1)

CIRS spielt hier im Rahmen von Risikomanagement neben der Bearbeitung von bereits eingetretenen Schäden und diversen Fortbildungen und Schulungen für Krankenhauspersonal eine wichtige Rolle zur Steigerung der Patientensicherheit (Köbberling 2004:2). Dennoch ist eine Implementierung von CIRS im Klinikalltag mit Herausforderungen und Schwierigkeiten verbunden. Es müssen strukturelle Vorraussetzungen und eine klare Implementierungsstrategie geschaffen werden, damit CIRS erfolgreich und effektiv funktionieren kann. Die wichtigste Grundvoraussetzung für die Implementierung von CIRS in den medizinischen Alltag ist die Auseinandersetzung mit der herrschenden Fehlerkultur in der Medizin bzw. in dem Krankenhaus, in dem CIRS eingesetzt werden soll. Sehr häufig kommt es im klinischen Alltag vor, dass das Begehen eines Fehlers mit einer persönlichen Schuld gleichgesetzt wird. In einer solchen *culture of blame* wird es versäumt das Augenmerk auf die Ursachen eines Fehlers zu richten. Stattdessen wird versucht einen Schuldigen zu finden (Rall et al.: 2006:10). Das Ausmachen und die Bestrafung eines Schuldigen wird jedoch nicht dazu führen, dass jemand anderes den gleichen Fehler nicht noch einmal begeht (Kohn et. al: 2000:49). Erkenntnisse aus der Industrie zeigen außerdem, dass die Ursache für einen Fehler selten bei einer einzelnen Person liegt. Vielmehr handelt es sich um das Zusammentreffen mehrerer Faktoren, die im Resultat zu einem Fehler führen (Rall et al.:2006:10, Köbberling 2004:5). Deshalb ist es kontraproduktiv und irreführend an der Vorstellung oder an der Gewohnheit zu verharren, dass zu jedem Fehler ein Schuldiger gehört. Außerdem sei darauf hingewiesen, dass das Begehen eines Fehlers auch eine Tätigkeit des Unterlassens, also das Nichttun, beinhalten kann (Rall et al. 2006:11). Koebberling (2008:2) unterscheidet zwei Arten von Fehlerkulturen. Eine Fehlerkultur vom Typ A beschreibt die Philosophie der Schuldfrage und der sanktion, die im vorherigen beschrieben wurde. Wünschenswert und dringend notwendig für eine sinnvolle Anwendung von CIRS ist jedoch eine Umgangskultur im Sinne des Fehlertyps B. Dieser Fehlertyp beschreibt einen Zustand, in dem Fehler akzeptiert werden, in dem Transparenz herrscht und in dem Fehler vor allem unter dem wichtigen Hauptaspekt betrachtet werden, dass alles im positiven Sinne dafür getan wird, dass sie möglichst nicht noch einmal gemacht werden. Fehler werden bei diesem Fehlertypus als etwas völlig Normales angesehen.

> „ Wir müssen also lernen, mit Fehlern positiv umzugehen und Fehlerfreundlichkeit als Teil einer Organisationskultur zu etablieren" (Rall et al. 2006:12)

Ziel vor einer Implementierung von CIRS muss es sein, eine Fehlerkultur vom Typ B zu initiieren. Dies kann jedoch nicht auf Knopfdruck geschehen. Jedoch scheint die Vermutung nahe zu liegen, dass zumindest solche Krankenhäuser, die CIRS implementieren wollen, sich schon mit der Thematik der Fehlerkultur auseinandergesetzt haben. Somit wäre die Implementierung von CIRS die Folge einer bereits vorher stattgefundenen Diskussion um die eigene Fehlerkultur. Allerdings muss trotzdem beachtet werden, dass sich jeder Mitarbeiter und jede Mitarbeiterin persönlich mit diesem Thema auseinandersetzen muss (Köbberling 2007:8). Das Krankenhaus als Makroorganismus kann die Philosophie eines positiven Umgangs mit Fehlern nur leben, wenn jeder Mitarbeiter als Mikroorganismus auch diese Fehlerkultur verstanden, verinnerlicht und akzeptiert hat.

3. Phasen der Implementierung

Das Aktionsbündnis Patientensicherheit schlägt sieben Schritte zu einer erfolgreichen Einführung von CIRS in Krankenhäusern vor (Cartes und Hart 2006):

1. Entscheidungsphase
2. Planungsphase
3. CIRS- Einführung
4. Umsetzung von Evaluation und Auswertung
5. Organisation von Verbesserungsmaßnahmen im Risikomanagement
6. Umgang mit Rückmeldungen
7. Evaluierung der ersten Erfahrungen mit CIRS

In Phase 1 geht es unter anderem darum zu prüfen, inwieweit personelle und finanzielle Kapazitäten vorhanden oder notwendig sind um eine Implementierung von CIRS sinnvoll erscheinen zu lassen. Es sollte überprüft werden, auf welche Bereiche des Krankenhauses CIRS angewendet werden soll. Es sollte auf jeden Fall noch einmal vergegenwärtigt werden, welche Schwächen und welche Stärken CIRS auszeichnet und wie CIRS in die Organisationsstrukturen des Krankenhauses eingebettet werden kann. Außerdem sollte man sich klar machen, dass CIRS als Teil eines umfassenden Risikomanagements nicht umsonst zu haben ist, da alle mit CIRS verbundenen Kosten aus dem Krankenhausetat finanziert werden müssen. Jedoch sollte auch bedacht werden, dass langfristig eine Kosteneinsparung durch eine Reduzierung von Fehlern zu erwarten ist. Aus diesem Grunde empfehlen Rall et al (2006:17) die Gründung eines „Patientensicherheits- Veränderungsbudgets". Hierbei handelt es sich tatsächlich um finanzielle Mittel, die die Geschäftsleitung eines Krankenhauses in der festen Überzeugung zur Verfügung stellt, dass eben diese Mittel mittel- und langfristig durch den Erfolg von CIRS wieder eingespart werden können. Rall et al. beobachten in diesem Zusammenhang ebenfalls die Bereitschaft von Haftpflichtversicherern moderatere Prämienerhöhungen anzubieten.

In der zweiten Phase sollte ein Projektplan erstellt werde. Um gerade in der Aufbauphase einen möglichst reibungslosen und konzentrierten Ablauf zu gewährleisten sollte eine für das CIRS- Projekt hauptverantwortliche Person ausgewählt werden (CIRS- Beauftragter). Diese Person kann sowohl aus dem ärztlichen als auch aus dem pflegerischen Bereich kommen und die Tätigkeit in Voll- oder Teilbeschäftigung ausüben (Köbberling und Bernges 2007:937). Weiterhin ist es denkbar eine zusätzliche externe Arbeitskraft mit dieser Aufgabe zu betrauen. Neben der Einsetzung einer hauptverantwortlichen Person für CIRS soll außerdem eine Gruppe zusammengestellt werden, die sich mit den eingegangenen Meldungen beschäftigt, Lösungsvorschläge erarbeitet und für die transparente Ausarbeitung der Arbeit dieser Gruppe verantwortlich ist. Ein sehr wichtiger weiterer Punkt in der zweiten Planungsphase ist der Umgang mit dem Thema Anonymität. Wenn man von den Mitarbeitern und Mitarbeiterinnen erwartet Fehler oder Beinahefehler zu melden, dann muss auch gewährleistet sein, dass dem Personal durch die Meldung des Fehlers kein Nachteil entstehen kann. Gerade bei einem so sensiblen Thema wie Fehlermeldungen wäre die Verletzung der Anonymität des Melders mit großer Wahrscheinlichkeit gleichbedeutend mit einem kaum wieder gut zu machenden Vertrauensverlust des CIRS- Programms (Rall et al. 2006.15f.). Da CIRS auf eine rege Teilnahme aller Mitarbeiter angewiesen ist, ist Anonymität eine zwingende Voraussetzung für ein funktionierendes CIRS (Cartes und Hart 2006). Deshalb ist es auch wichtig vor dem Start von CIRS den Betriebsrat und die Rechtsabteilung mit in die Planungen einzubeziehen.

Jedoch müssen bei der Anonymisierung von Meldungen Unterschiede gemacht werden. So ist es zum Beispiel möglich den Verfasser einer Meldung zu anonymisieren, jedoch den Arbeitsbereich des Meldenden angeben zu lassen. Dies ist vor allem wichtig um bestimmte Fehler oder Beinahefehler einem bestimmten Tätigkeitsbereich zuordnen zu können. Wird nämlich aus dem Inhalt einer Meldung nicht deutlich, in welchem Bereich sich der Fehler zugetragen hat, so scheint es auch nahezu unmöglich Verbesserungen für die Patientensicherheit in diesem Bereich zu erarbeiten (Köbberling 2009). Ein weiteres Kernelement zum Gelingen von CIRS ist eine vorhandene Form der Erfassung von Fehlern oder Beinahefehlern. In einer großen Anzahl von Krankenhäusern werden zur Erfassung der Meldungen Meldebögen in Papierform verwendet. Dies liegt vor allem auch daran, da in ein Meldesystem über ein krankenhausinternes Meldesystem weniger Vertrauen hinsichtlich der zu wahrenden Anonymität besteht (Köbberling und Bernges 2007:937). Die enthaltenen Informationen können dann in ein geeignetes EDV- System eingegeben werden. Außerdem sind je nach infrastrukturellen und technischen Möglichkeiten web-basierte Computerprogramme vorhanden, in die CIRS- Meldungen direkt eingegeben werden können. Unabhängig ob die Meldungen in Papierform oder direkt in einen Computer eingegeben werden, sollte überdacht werden, welche Form der Antwortmöglichkeiten zur Auswahl gestellt werden sollen. Ein einfaches Ankreuzen von vorgegebenen Antwortmöglichkeiten in einem stark vorstrukturiertem Formular ist ebenso möglich wie ein freies Textfeld, welches keine Einschränkungen hinsichtlich des Inhalts vorgibt. Vermutlich ist es hier entscheidend für welchen Bereich das CIRS angewendet werden soll. Offene Fragen geben mehr Möglichkeiten zur Analyse eines komplexen Hintergrundes für das Zustandekommen eines Fehlers. Standardisierte Antwortmöglichkeiten scheinen eher geeignet für eine gezielte Fehlererfassung, die sich an Diagnosen oder Prozeduren orientieren. All diese Aspekte zum Berichtsverfahren sollten in der Planungsphase berücksichtigt werden.

In Phase drei, der CIRS- Einführung, sollten direkt vor der Einführung von CIRS in den Klinikalltag alle Mitarbeiter und Mitarbeiterinnen informiert werden. Dies geschieht am besten im Rahmen von Schulungen zum Umgang mit dem angewandten Berichtsverfahren und mit Informationsveranstaltungen zu Hintergründen und zu Erwartungen an CIRS. Im Rahmen der Schulungen scheint es sinnvoll Beispiele eines Meldeverfahrens durchzusprechen (Köbberling 2004:7).

In Phase vier sollen die Meldungen, die über CIRS generiert worden sind, ausgewertet und evaluiert werden. Dieses erfolgt in der Regel durch die CIRS- Gruppe, kann aber auch durch externe Experten erfolgen. Die CIRS- Gruppe bespricht in einem regelmäßigen Turnus die gemeldeten Fälle von Fehlern oder Beinahefehlern und versucht mögliche Verbesserungsvorschläge zur Risikominimierung für die Patienten im klinischen Alltag zu erarbeiten. Das Bündnis Patientensicherheit empfiehlt hier die Entwicklung von Parametern zur Risikobewertung. Dies erscheint jedoch schwieriger als es auf den ersten Blick vielleicht scheint. Wie bereits erwähnt ist der Fehler oft nur das Resultat aus „organisationalen und systematischen Bedingungen innerhalb einer Organisation" (Rall et al. 2006:16). Der begangene Fehler oder Beinahefehler selbst ist hier oft nur das letzte Glied in einer Kette von systematischen Problemen. Somit müssten also nicht bloß Parameter zur Erfassung der Fehler oder Beinahefehler generiert werden, sondern auch Parameter, die Defizite im organisatorischen Ablauf des Krankenhauses offen legen können. Schrappe (2006:200) empfiehlt die Identifikation von Indikatoren, die „auf der Ebene von Beinaheschäden über den Sicherheitsstandard Auskunft geben können". Hier bedarf es auf jeden Fall noch weiteren Forschungsbedarfs. Unabhängig von den Analysemethoden erscheint es jedoch sehr sinnvoll, die CIRS- Meldungen zu klassifizieren. Hierzu bieten sich EDV- basierte Datenbanken an (Köbberling 2008:2). Hübler et al. (2008) erarbeiteten ein intranetbasiertes, anonymes Meldesystem zur Erfassung von Beinahefehler für eine Intensivstation in Dresden. Bestandteil dieses Programms ist auch eine übersichtliche Klassifizierungsmethode der Meldungen. Dabei unterteilen sie die Fehlermeldungen in die Bereiche technische Fehlermeldungen, Fehlermeldungen Dienstorganisation, Fehlermeldungen als Hinweis auf Ausbildungsdefizite in der Arbeitsorganisation und menschliche Fehlerquellen (Hübler et al. 2008:5).

In Phase fünf der Einführung von CIRS soll die Organisation von Verbesserungsmaßnahmen im Risikomanagement des Krankenhauses erfolgen. Es sollen Korrektur- und Verbesserungsvorschläge erarbeitet und umgesetzt werden und es sollen Arbeitsprozesse angepasst und optimiert werden. Diesem Vorhaben kommt in einem CIRS- Programm entscheidende Bedeutung zu. So wird auch in der Präambel des Aktionsbündnisses Patientensicherheit festgestellt:

> „Wenn Risikoerkenntnis ein wichtiges Instrument zur Fehlervermeidung ist,
> dann ist jedes Erekenntnissystem, das Risiken erkennbar macht, eine
> Steigerung der Qualität der Gesundheitsversorgung, wenn auf dieser

Erkenntnis ein effektives Risikomanagement aufbaut. CIRS ist eine sehr wichtige Voraussetzung für ein effektives Risikomanagement als Teil des Qualitätsmanagement im Krankenhaus.

Ein CIRS ohne Risikomanagement ist nutzlos (…) Die Erkenntnis von Risikokonstellationen ist der Beginn des Prozesses der Fehlervermeidung" (Artes und Hart 2006:2)

Es ist also nicht damit getan möglichst viele Meldungen von Mitarbeitern und Mitarbeiterinnen zu bekommen. Dies wäre unter Umständen der Fall, wenn CIRS nur als Art Modephänomen im Sinne einer positiven Außendarstellung implementiert werden würde. So könnte man Patienten versprechen, dass in dem Krankenhaus „nichts vertuscht" wird (Köbberling (2009).

Das Anhäufen von CIRS- Meldungen an sich sind relativ bedeutungslos. Wichtig ist, welche Konsequenzen sich aus der Analyse der Meldungen für die Arbeit im Krankenhaus ergeben (Köbberling 2007:937). Das Verständnis dieses wichtigen Zusammenhangs spielt auch eine überragende Rolle in der Entscheidungsphase zur Einführung von CIRS. Wenn in der Konsequenz Verbesserungsmaßnahmen beschlossen werden sollten, ist es wichtig sie innerhalb des Krankenhauses über die verschiedenen Organisationseinheiten zu kommunizieren. In wichtigen Fällen kann dies durchaus in Form einer Dienstanweisung stattfinden.

In der sechsten Phase, der Einführungsphase, soll der Umgang mit den Rückmeldungen zu den Mitarbeitern und Mitarbeiterinnen sichergestellt werden. Ein effektives CIRS- Programm kann nur realisiert werden, wenn diejenigen die sich an CIRS beteiligen auch Rückmeldungen über die Arbeit von CIRS erhalten. Um die Arbeit für alle Mitarbeiter und Mitarbeiterinnen transparent zu gestalten sollten Auswertungsberichte erstellt werden, in denen Informationen zur Anzahl der Meldungen und zu den eingeleiteten Maßnahmen enthalten sind. Diese Auswertungsberichte sollten in einer verständlichen Form formuliert sein. Besonders sinnvoll erscheint es z.B. durch öffentliche Aushänge die Bewertung der eingegangen Meldungen für jeden einsichtlich zu machen. Es kann davon ausgegangen werden, dass jeder Meldende großes Interesse daran hat zu sehen, wie seine Meldung aufgenommen und bewertet worden ist.

In der letzten und siebten Phase der Einführungsempfehlung durch das Bündnis Patientensicherheit sollen die ersten Erfahrungen mit CIRS evaluiert werden. Hier kann es zu Anpassungen für die zukünftige Anwendung von CIRS kommen. Außerdem ist es möglich CIRS nun auch auf weitere Bereiche des Krankenhauses auszudehnen und damit verbunden die personellen und finanziellen Ressourcenkapazitäten zu erhöhen.

4. Ausblick

Die Arbeitsgemeinschaft CIRS des Aktionsbündnisses Patientensicherheit hat sich für seine weitere Arbeit drei Schwerpunkte gesetzt. Zum einen überlegt man eine Art „Kerndatensatz" zu schaffen, in denen alle erfassten Fehler und Beinahefehler der verschiedenen Projekte erfasst werden sollen. Da die CIRS- Projekte jedoch mit unterschiedlichen Instrumenten arbeiten, scheint dieses Vorhaben relativ schwierig. Es scheint so erst einmal sinnvoll sich auf einige wesentliche Aspekte zu konzentrieren. Ein weiteres Ziel des Aktionsbündnisses Patientensicherheit liegt in der Schaffung einer CIRS- Initiative auf nationaler Ebene. So wurde bereits beschlossen eine nationale webbasierte Kommunikationsplattform nach dem Vorbild der schweizerischen CIRRNET zu schaffen, auf der sich alle CIRS- praktizierenden Kliniken austauschen und voneinander lernen können. Auch eine mögliche Kooperation vom Bündnis Patientensicherheit mit CIRRNET wird ins Auge gefasst. Außerdem möchte die AG CIRS versuchen den Erfahrungsaustausch der deutschen Krankenhäuser, die CIRS bereits praktizieren, zu organisieren (Schrappe et al. 2007: 91)

5. Fazit

Die Empfehlungen zur Einführung von CIRS des Aktionsbündnisses Patientensicherheit sind nicht bindend, sondern sollen Hilfe und Orientierung bieten. So offensichtlich sinnvoll eine Implementierung von CIRS sicherlich ist, sie ist auch mit vielen Schwierigkeiten behaftet. Sorgen zu rechtlichen Fragen sind begründet. So verweisen Köbberling und Bernges (2007) auch darauf, dass trotz aller angestrebten Anonymität der Meldungen ein Restrisiko besteht, dass CIRS- Meldungen zu straf- oder zivilrechtlichen Verfahren herangezogen werden dürfen und können. Hier bedarf einer genauen Beobachtung der Rechtslage und einer Perfektionierung von Verfahren, die es unmöglich machen Meldungen zum Verfasser zurückzuverfolgen. Auch sind Sorgen von Mitarbeitern und Mitarbeiterinnen hinsichtlich eines möglichen Missbrauchs von CIRS nicht von der Hand zu weisen. So wäre es theoretisch möglich, dass CIRS als Mobbinginstrument missbraucht wird. So berichten Köbberling und Bernges (2007) von einem Fall, wo Chefärzte die Meldungen missbrauchten um eine Art Ranking unter den Ärzten aufzustellen. Köbberling und Bernges (2007:938) vertreten die Meinung, dass es eher unwichtig ist, *wie* CIRS in Krankenhäusern umgesetzt wird, sondern dass es vor allem darauf ankommt, *dass* CIRS überhaupt umgesetzt wird um einen Versuch zu starten die Patientensicherheit in Krankenhäusern zu erhöhen. Unausweichliche Voraussetzung für das Funktionieren von CIRS ist das Erlernen eines offenen Umgangs mit Fehlern.

Literatur:

Hansis, M.L., Hart, D.(2001): Medizinische Behandlungsfehler, Gesundheitsberichterstattung des Bundes Heft 04/01. Robert Koch Institut, Berlin

Kohn, L.T., Corrigan J. M., Donaldson, M (2000): To err is human: Building a safer health System. Committee on Quality of Health Care in America, Institute of Medicine

Köbberling, J.(2009): CME-Fragen. Persönliche email von Johannes Köbberling vom 15.8.08 mit einem Fragebogen zu CIRS.

Köbberling, J.(2008): Lernen aus CIRS - eine Kasuistik. In Medizinische Klinik103: S1-9, Urban und Vogel, München

Köbberling, J., Bernges, S.(2007): Critical Incident Reporting System (CIRS). Eine überzeugende Idee, Probleme in der Umsetzung. In Medizinische Klinik102: S.936-938, Urban und Vogel, München

Köbberling, J.(2004): Das Critical Reporting System (CIRS) als wichtiger Bestandteil eines umfassenden Risikomanagements. Vortrag vom 19.07.2004
Rall, M., Martin, J., Geldner, G., Schleppers, A., Gabriel, H., Dieckmann, P., Krier, C., Volk, T., Schreiner-Hechteltjen, J., Möllemann, A. (2006): Charakteristika effektiver Incident-Reporting-Systeme zur Erhöhung der Patientensicherheit. Anästh Intensivmed. 2006;47:S9-S19., DIOmed-Verlags GmbH, Ebelsbach

Schrappe, M., Lessing,C., Albers, B, Conen , D., Gerlach, F., Grandt, D., Hart, D., Jonitz G., Lauterberg, J., Loskill, H., Rothmund, M. (2007): Agenda Patientensicherheit 2007. Aktionsbündnis Patientensicherheit, Witten

Schrappe, M. (2006): Patientensicherheit im Krankenhaus als Gegenstand der Versorgungsforschung. In Bundesgesundheitsblatt - Gesundheitsforschung - Gesundheitsschutz 2006, 49:S198-201, Springer Medizin Verlag, Heidelberg

World Health Organisation (2005): World alliance for patient safety. WHO Draft guidelines for adverse event reporting and learning systems. From information to action. WHO Document Production Services, Geneva, Switzerland

Internet:

Artes, M. I., Hart, D. (2006): Empfehlung zur Einführung von CIRS im Krankenhaus. Gefunden unter
http://www.aktionsbuendnis-patientensicherheit.de/apsside/07-07-25-CIRS-Handlungsempfehlung.pdf
(Zugriff am 22.08.08)

Coverbild: pixabay.com

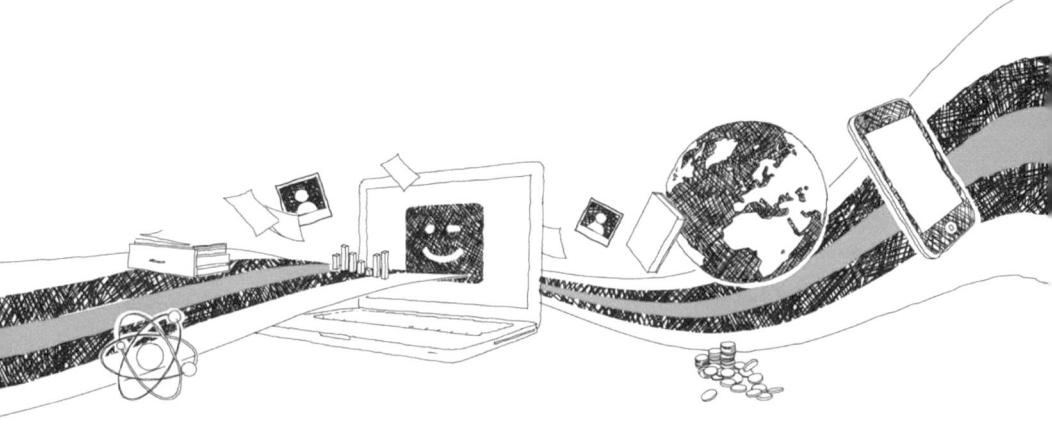
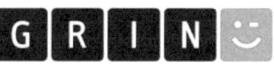